Renate Sültz & Uwe H. Sültz

Hypoglykämie-
Protokollbuch

XXL

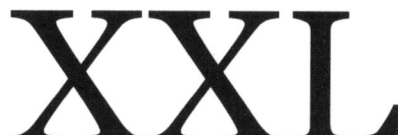

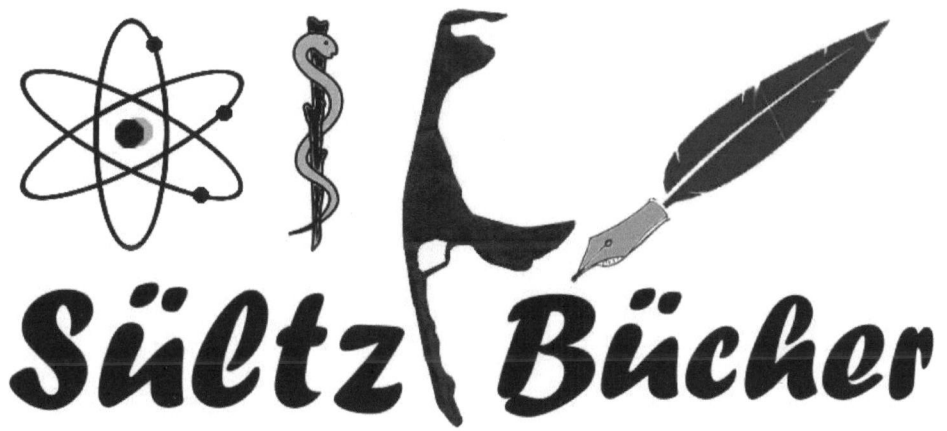

BoD - Books on Demand

Norderstedt 2018

Bibliografische Information durch die Deutsche Nationalbibliothek

Die Deutsche Nationalbibliothek verzeichnet diese Publikation in der Deutschen Nationalbibliografie; detaillierte bibliografische Daten sind im Internet über http://dnb.dnb.de abrufbar.

Herstellung und Verlag:

BoD – Books on Demand, Norderstedt

ISBN 9-78375-2-81259-6

Persönliche Daten

Name

Straße

PLZ/Ort

Telefon

BITTE VON IHREM ARZT AUSFÜLLEN

Therapie für Ihre Insulinbehandlung

Zielwerte	Korrektur-Regeln	BE/KE-Faktoren
morgens		
mittags		
abends		
spät		

Normalinsulin	kurzwirkende Analoga
Verzögerungsinsulin	langwirkende Analoga

Therapie für Tablettenbehandlung

Medikamente	morgens vor-zu-nach- dem Essen	mittags vor-zu-nach- dem Essen	abends vor-zu-nach- dem Essen	spät

Beispiel eines ausgefüllten Protokolls:

Sültz Bücher

Datum: 6.5.2019		Uhrzeit:	16 Uhr	
bitte ankreuzen	Uhrzeit	Blutzucker-werte	Korrektur	vor nach dem Essen
X Heißhunger				
X Konzentrationsschwäche	9 Uhr	120	nein	X
Herzrasen	11 Uhr	86	nein	X
X kalter Schweiß/schwitzen				
Zittern				
X Nervosität				
Übelkeit				
X Müdigkeit				
X Schlappheit				
X Langsamkeit				
Verwirrtheit				
Kopfschmerzen				
Koordinationsprobleme				
X Schwindel				
körperl. Schwäche	**weitere Informationen:**			
Verhaltensänderung				
schlechte Laune				
aggressiv				
albern				
X Angstzustände				
X Sprachstörungen				
X Sehstörungen				
X Unruhe in der Nacht				
X verschwitzte Nachtwäsche				
Alpträume				
X Kribbeln wo? Hände				

Beschreibung meiner Empfindung mit meinen Worten:
Ich habe ein ungutes Gefühl
der Schwindel nimmt zu

Meine Vermutung für eine Unterzuckerung:
zu wenig gegessen und getrunken

Wer war anwesend? Wer hat geholfen?
mein Mann

126

Mein Arzt:

Name: _____

Anschrift: _____

_____

Telefon: _____

In Notfällen informieren:

_____

_____

Anschrift: _____

Telefon: _____

In ein Unterzuckerungstagebuch werden bereits aufgetretene Unterzuckerungen dokumentiert. Es kann helfen, Unterzuckerungen künftig besser wahrzunehmen und einschätzen zu können. Somit können schwere Fälle gezielt verhindert werden. Also, protokollieren Sie bitte alles nach jeder Unterzuckerung in dieses Tagebuch/Protokollbuch. Für Sie und Ihren behandelnden Arzt sind die Umstände, Daten und Einträge wichtig, um zukünftig schneller reagieren zu können!

Auch erhältlich:

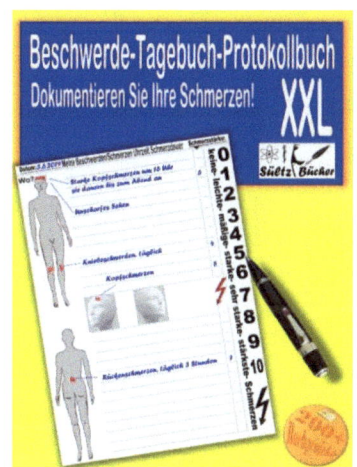
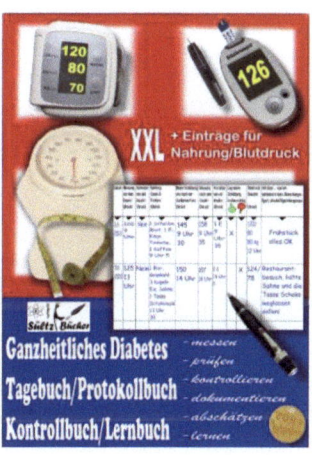
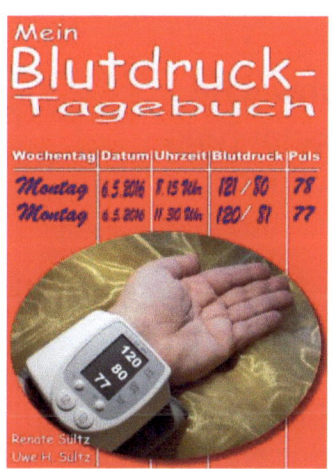

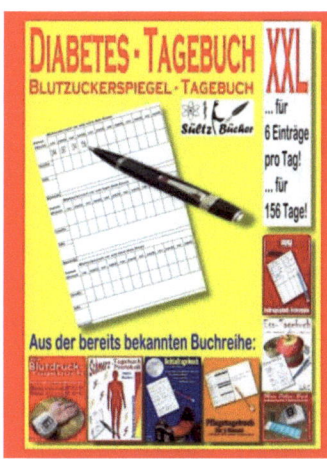
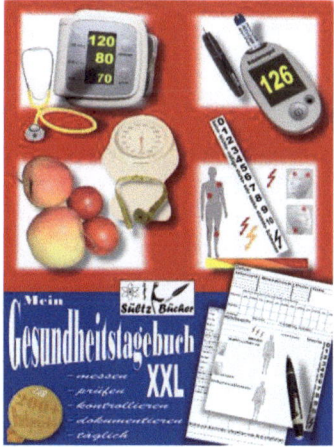
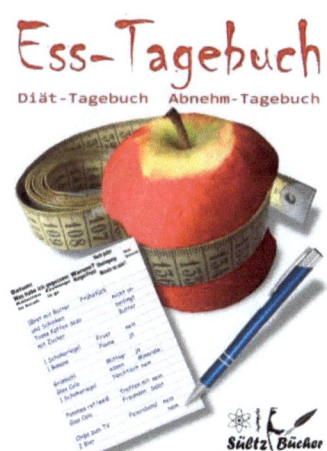

Datum: Uhrzeit:

bitte ankreuzen	Uhrzeit	Blutzucker-werte	Korrektur	vor nach dem Essen	
Heißhunger					
Konzentrationsschwäche					
Herzrasen					
kalter Schweiß/schwitzen					
Zittern					
Nervosität					
Übelkeit					
Müdigkeit					
Schlappheit					
Langsamkeit					
Verwirrtheit					
Kopfschmerzen					
Koordinationsprobleme					
Schwindel					
körperl. Schwäche					
Verhaltensänderung	weitere Informationen:				
schlechte Laune					
aggressiv					
albern					
Angstzustände					
Sprachstörungen					
Sehstörungen					
Unruhe in der Nacht					
verschwitzte Nachtwäsche					
Alpträume					
Kribbeln wo? _____					

Beschreibung meiner Empfindung mit meinen Worten:

_____

_____

_____

Meine Vermutung für eine Unterzuckerung:

_____

_____

_____

Wer war anwesend? Wer hat geholfen?

_____

Datum: Uhrzeit:

bitte ankreuzen	Uhrzeit	Blutzucker-werte	Korrektur	vor nach dem Essen
Heißhunger				
Konzentrationsschwäche				
Herzrasen				
kalter Schweiß/schwitzen				
Zittern				
Nervosität				
Übelkeit				
Müdigkeit				
Schlappheit				
Langsamkeit				
Verwirrtheit				
Kopfschmerzen				
Koordinationsprobleme				
Schwindel				
körperl. Schwäche				
Verhaltensänderung		weitere Informationen:		
schlechte Laune				
aggressiv				
albern				
Angstzustände				
Sprachstörungen				
Sehstörungen				
Unruhe in der Nacht				
verschwitzte Nachtwäsche				
Alpträume				
Kribbeln wo? _____				

Beschreibung meiner Empfindung mit meinen Worten:

_____

_____

Meine Vermutung für eine Unterzuckerung:

_____

_____

Wer war anwesend? Wer hat geholfen?

_____

Datum: # Uhrzeit:

bitte ankreuzen	Uhrzeit	Blutzucker-werte	Korrektur	vor nach dem Essen
Heißhunger				
Konzentrationsschwäche				
Herzrasen				
kalter Schweiß/schwitzen				
Zittern				
Nervosität				
Übelkeit				
Müdigkeit				
Schlappheit				
Langsamkeit				
Verwirrtheit				
Kopfschmerzen				
Koordinationsprobleme				
Schwindel				
körperl. Schwäche				
Verhaltensänderung	weitere Informationen:			
schlechte Laune				
aggressiv				
albern				
Angstzustände				
Sprachstörungen				
Sehstörungen				
Unruhe in der Nacht				
verschwitzte Nachtwäsche				
Alpträume				
Kribbeln wo? _____				

Beschreibung meiner Empfindung mit meinen Worten:

_____

_____

_____

Meine Vermutung für eine Unterzuckerung:

_____

_____

_____

Wer war anwesend? Wer hat geholfen?

_____

Datum: # Uhrzeit:

bitte ankreuzen	Uhrzeit	Blutzucker-werte	Korrektur	vor nach dem Essen	
Heißhunger					
Konzentrationsschwäche					
Herzrasen					
kalter Schweiß/schwitzen					
Zittern					
Nervosität					
Übelkeit					
Müdigkeit					
Schlappheit					
Langsamkeit					
Verwirrtheit					
Kopfschmerzen					
Koordinationsprobleme					
Schwindel					
körperl. Schwäche					
Verhaltensänderung	weitere Informationen:				
schlechte Laune					
aggressiv					
albern					
Angstzustände					
Sprachstörungen					
Sehstörungen					
Unruhe in der Nacht					
verschwitzte Nachtwäsche					
Alpträume					
Kribbeln wo? _____					

Beschreibung meiner Empfindung mit meinen Worten:

_____

_____

Meine Vermutung für eine Unterzuckerung:

_____

_____

Wer war anwesend? Wer hat geholfen?

_____

Datum: # Uhrzeit:

bitte ankreuzen	Uhrzeit	Blutzucker-werte	Korrektur	vor nach dem Essen	
Heißhunger					
Konzentrationsschwäche					
Herzrasen					
kalter Schweiß/schwitzen					
Zittern					
Nervosität					
Übelkeit					
Müdigkeit					
Schlappheit					
Langsamkeit					
Verwirrtheit					
Kopfschmerzen					
Koordinationsprobleme					
Schwindel					
körperl. Schwäche					
Verhaltensänderung	weitere Informationen:				
schlechte Laune					
aggressiv					
albern					
Angstzustände					
Sprachstörungen					
Sehstörungen					
Unruhe in der Nacht					
verschwitzte Nachtwäsche					
Alpträume					
Kribbeln wo? _____					

Beschreibung meiner Empfindung mit meinen Worten:

_____

_____

_____

Meine Vermutung für eine Unterzuckerung:

_____

_____

_____

Wer war anwesend? Wer hat geholfen?

_____

Datum: # Uhrzeit:

bitte ankreuzen	Uhrzeit	Blutzucker-werte	Korrektur	vor nach dem Essen	
Heißhunger					
Konzentrationsschwäche					
Herzrasen					
kalter Schweiß/schwitzen					
Zittern					
Nervosität					
Übelkeit					
Müdigkeit					
Schlappheit					
Langsamkeit					
Verwirrtheit					
Kopfschmerzen					
Koordinationsprobleme					
Schwindel					
körperl. Schwäche					
Verhaltensänderung	weitere Informationen:				
schlechte Laune					
aggressiv					
albern					
Angstzustände					
Sprachstörungen					
Sehstörungen					
Unruhe in der Nacht					
verschwitzte Nachtwäsche					
Alpträume					
Kribbeln wo?					

Beschreibung meiner Empfindung mit meinen Worten:

_____

_____

Meine Vermutung für eine Unterzuckerung:

_____

_____

Wer war anwesend? Wer hat geholfen?

_____

Datum: **Uhrzeit:**

bitte ankreuzen	Uhrzeit	Blutzucker-werte	Korrektur	vor nach dem Essen	
Heißhunger					
Konzentrationsschwäche					
Herzrasen					
kalter Schweiß/schwitzen					
Zittern					
Nervosität					
Übelkeit					
Müdigkeit					
Schlappheit					
Langsamkeit					
Verwirrtheit					
Kopfschmerzen					
Koordinationsprobleme					
Schwindel					
körperl. Schwäche					
Verhaltensänderung					
schlechte Laune					
aggressiv					
albern					
Angstzustände					
Sprachstörungen					
Sehstörungen					
Unruhe in der Nacht					
verschwitzte Nachtwäsche					
Alpträume					
Kribbeln wo? _____					

weitere Informationen:

Beschreibung meiner Empfindung mit meinen Worten:

_____

_____

Meine Vermutung für eine Unterzuckerung:

_____

_____

Wer war anwesend? Wer hat geholfen?

_____

Datum: # Uhrzeit:

bitte ankreuzen	Uhrzeit	Blutzucker-werte	Korrektur	vor nach dem Essen	
Heißhunger					
Konzentrationsschwäche					
Herzrasen					
kalter Schweiß/schwitzen					
Zittern					
Nervosität					
Übelkeit					
Müdigkeit					
Schlappheit					
Langsamkeit					
Verwirrtheit					
Kopfschmerzen					
Koordinationsprobleme					
Schwindel					
körperl. Schwäche					
Verhaltensänderung					
schlechte Laune					
aggressiv					
albern					
Angstzustände					
Sprachstörungen					
Sehstörungen					
Unruhe in der Nacht					
verschwitzte Nachtwäsche					
Alpträume					
Kribbeln wo?					

weitere Informationen:

Beschreibung meiner Empfindung mit meinen Worten:
_____
_____

Meine Vermutung für eine Unterzuckerung:
_____
_____

Wer war anwesend? Wer hat geholfen?
_____

Datum: # Uhrzeit:

bitte ankreuzen	Uhrzeit	Blutzucker-werte	Korrektur	vor nach dem Essen	
Heißhunger					
Konzentrationsschwäche					
Herzrasen					
kalter Schweiß/schwitzen					
Zittern					
Nervosität					
Übelkeit					
Müdigkeit					
Schlappheit					
Langsamkeit					
Verwirrtheit					
Kopfschmerzen					
Koordinationsprobleme					
Schwindel					
körperl. Schwäche					
Verhaltensänderung	weitere Informationen:				
schlechte Laune					
aggressiv					
albern					
Angstzustände					
Sprachstörungen					
Sehstörungen					
Unruhe in der Nacht					
verschwitzte Nachtwäsche					
Alpträume					
Kribbeln wo? _____					

Beschreibung meiner Empfindung mit meinen Worten:

_____

_____

Meine Vermutung für eine Unterzuckerung:

_____

_____

Wer war anwesend? Wer hat geholfen?

_____

Datum: # Uhrzeit:

bitte ankreuzen	Uhrzeit	Blutzucker-werte	Korrektur	vor nach dem Essen		
Heißhunger						
Konzentrationsschwäche						
Herzrasen						
kalter Schweiß/schwitzen						
Zittern						
Nervosität						
Übelkeit						
Müdigkeit						
Schlappheit						
Langsamkeit						
Verwirrtheit						
Kopfschmerzen						
Koordinationsprobleme						
Schwindel						
körperl. Schwäche						
Verhaltensänderung						
schlechte Laune						
aggressiv						
albern						
Angstzustände						
Sprachstörungen						
Sehstörungen						
Unruhe in der Nacht						
verschwitzte Nachtwäsche						
Alpträume						
Kribbeln wo? _____						

weitere Informationen:

Beschreibung meiner Empfindung mit meinen Worten:
_____
_____

Meine Vermutung für eine Unterzuckerung:
_____
_____

Wer war anwesend? Wer hat geholfen?
_____

Datum: Uhrzeit:

bitte ankreuzen	Uhrzeit	Blutzucker-werte	Korrektur	vor nach dem Essen	
Heißhunger					
Konzentrationsschwäche					
Herzrasen					
kalter Schweiß/schwitzen					
Zittern					
Nervosität					
Übelkeit					
Müdigkeit					
Schlappheit					
Langsamkeit					
Verwirrtheit					
Kopfschmerzen					
Koordinationsprobleme					
Schwindel					
körperl. Schwäche					
Verhaltensänderung					

weitere Informationen:

schlechte Laune
aggressiv
albern
Angstzustände
Sprachstörungen
Sehstörungen
Unruhe in der Nacht
verschwitzte Nachtwäsche
Alpträume
Kribbeln wo? _____

Beschreibung meiner Empfindung mit meinen Worten:

_____

_____

_____

Meine Vermutung für eine Unterzuckerung:

_____

_____

_____

Wer war anwesend? Wer hat geholfen?

_____

Datum: # Uhrzeit:

bitte ankreuzen	Uhrzeit	Blutzucker-werte	Korrektur	vor nach dem Essen
Heißhunger				
Konzentrationsschwäche				
Herzrasen				
kalter Schweiß/schwitzen				
Zittern				
Nervosität				
Übelkeit				
Müdigkeit				
Schlappheit				
Langsamkeit				
Verwirrtheit				
Kopfschmerzen				
Koordinationsprobleme				
Schwindel				
körperl. Schwäche				
Verhaltensänderung				
schlechte Laune				
aggressiv				
albern				
Angstzustände				
Sprachstörungen				
Sehstörungen				
Unruhe in der Nacht				
verschwitzte Nachtwäsche				
Alpträume				
Kribbeln wo? _____				

weitere Informationen:

Beschreibung meiner Empfindung mit meinen Worten:

_____
_____

Meine Vermutung für eine Unterzuckerung:

_____
_____

Wer war anwesend? Wer hat geholfen?

_____

Datum: # Uhrzeit:

bitte ankreuzen	Uhrzeit	Blutzucker-werte	Korrektur	vor nach dem Essen	
Heißhunger					
Konzentrationsschwäche					
Herzrasen					
kalter Schweiß/schwitzen					
Zittern					
Nervosität					
Übelkeit					
Müdigkeit					
Schlappheit					
Langsamkeit					
Verwirrtheit					
Kopfschmerzen					
Koordinationsprobleme					
Schwindel					
körperl. Schwäche					
Verhaltensänderung	weitere Informationen:				
schlechte Laune					
aggressiv					
albern					
Angstzustände					
Sprachstörungen					
Sehstörungen					
Unruhe in der Nacht					
verschwitzte Nachtwäsche					
Alpträume					
Kribbeln wo? _____					

Beschreibung meiner Empfindung mit meinen Worten:

_____

_____

Meine Vermutung für eine Unterzuckerung:

_____

_____

Wer war anwesend? Wer hat geholfen?

_____

Datum: # Uhrzeit:

bitte ankreuzen	Uhrzeit	Blutzucker-werte	Korrektur	vor nach dem Essen	
Heißhunger					
Konzentrationsschwäche					
Herzrasen					
kalter Schweiß/schwitzen					
Zittern					
Nervosität					
Übelkeit					
Müdigkeit					
Schlappheit					
Langsamkeit					
Verwirrtheit					
Kopfschmerzen					
Koordinationsprobleme					
Schwindel					
körperl. Schwäche					
Verhaltensänderung	weitere Informationen:				
schlechte Laune					
aggressiv					
albern					
Angstzustände					
Sprachstörungen					
Sehstörungen					
Unruhe in der Nacht					
verschwitzte Nachtwäsche					
Alpträume					
Kribbeln wo? _____					

Beschreibung meiner Empfindung mit meinen Worten:

_____
_____
_____

Meine Vermutung für eine Unterzuckerung:

_____
_____
_____

Wer war anwesend? Wer hat geholfen?

_____

Datum: # Uhrzeit:

bitte ankreuzen	Uhrzeit	Blutzucker-werte	Korrektur	vor nach dem Essen	
Heißhunger					
Konzentrationsschwäche					
Herzrasen					
kalter Schweiß/schwitzen					
Zittern					
Nervosität					
Übelkeit					
Müdigkeit					
Schlappheit					
Langsamkeit					
Verwirrtheit					
Kopfschmerzen					
Koordinationsprobleme					
Schwindel					
körperl. Schwäche					
Verhaltensänderung	weitere Informationen:				
schlechte Laune					
aggressiv					
albern					
Angstzustände					
Sprachstörungen					
Sehstörungen					
Unruhe in der Nacht					
verschwitzte Nachtwäsche					
Alpträume					
Kribbeln wo? _____					

Beschreibung meiner Empfindung mit meinen Worten:

_____
_____

Meine Vermutung für eine Unterzuckerung:

_____
_____

Wer war anwesend? Wer hat geholfen?

_____

Datum: _____ **Uhrzeit:** _____

bitte ankreuzen	Uhrzeit	Blutzucker-werte	Korrektur	vor nach dem Essen	
Heißhunger					
Konzentrationsschwäche					
Herzrasen					
kalter Schweiß/schwitzen					
Zittern					
Nervosität					
Übelkeit					
Müdigkeit					
Schlappheit					
Langsamkeit					
Verwirrtheit					
Kopfschmerzen					
Koordinationsprobleme					
Schwindel					
körperl. Schwäche					
Verhaltensänderung	weitere Informationen:				
schlechte Laune					
aggressiv					
albern					
Angstzustände					
Sprachstörungen					
Sehstörungen					
Unruhe in der Nacht					
verschwitzte Nachtwäsche					
Alpträume					
Kribbeln wo? _____					

Beschreibung meiner Empfindung mit meinen Worten:

_____

_____

_____

Meine Vermutung für eine Unterzuckerung:

_____

_____

_____

Wer war anwesend? Wer hat geholfen?

_____

Datum: Uhrzeit:

bitte ankreuzen	Uhrzeit	Blutzucker-werte	Korrektur	vor nach dem Essen	
Heißhunger					
Konzentrationsschwäche					
Herzrasen					
kalter Schweiß/schwitzen					
Zittern					
Nervosität					
Übelkeit					
Müdigkeit					
Schlappheit					
Langsamkeit					
Verwirrtheit					
Kopfschmerzen					
Koordinationsprobleme					
Schwindel					
körperl. Schwäche					
Verhaltensänderung	weitere Informationen:				
schlechte Laune					
aggressiv					
albern					
Angstzustände					
Sprachstörungen					
Sehstörungen					
Unruhe in der Nacht					
verschwitzte Nachtwäsche					
Alpträume					
Kribbeln wo? _____					

Beschreibung meiner Empfindung mit meinen Worten:

_____

_____

Meine Vermutung für eine Unterzuckerung:

_____

_____

Wer war anwesend? Wer hat geholfen?

_____

Datum:

Uhrzeit:

bitte ankreuzen	Uhrzeit	Blutzucker-werte	Korrektur	vor nach dem Essen	
Heißhunger					
Konzentrationsschwäche					
Herzrasen					
kalter Schweiß/schwitzen					
Zittern					
Nervosität					
Übelkeit					
Müdigkeit					
Schlappheit					
Langsamkeit					
Verwirrtheit					
Kopfschmerzen					
Koordinationsprobleme					
Schwindel					
körperl. Schwäche					
Verhaltensänderung	weitere Informationen:				
schlechte Laune					
aggressiv					
albern					
Angstzustände					
Sprachstörungen					
Sehstörungen					
Unruhe in der Nacht					
verschwitzte Nachtwäsche					
Alpträume					
Kribbeln wo?					

Beschreibung meiner Empfindung mit meinen Worten:

_____

_____

_____

Meine Vermutung für eine Unterzuckerung:

_____

_____

_____

Wer war anwesend? Wer hat geholfen?

_____

Datum: **Uhrzeit:**

bitte ankreuzen	Uhrzeit	Blutzucker-werte	Korrektur	vor nach dem Essen	
Heißhunger					
Konzentrationsschwäche					
Herzrasen					
kalter Schweiß/schwitzen					
Zittern					
Nervosität					
Übelkeit					
Müdigkeit					
Schlappheit					
Langsamkeit					
Verwirrtheit					
Kopfschmerzen					
Koordinationsprobleme					
Schwindel					
körperl. Schwäche					
Verhaltensänderung					
schlechte Laune					
aggressiv					
albern					
Angstzustände					
Sprachstörungen					
Sehstörungen					
Unruhe in der Nacht					
verschwitzte Nachtwäsche					
Alpträume					
Kribbeln wo? ____					

weitere Informationen:

Beschreibung meiner Empfindung mit meinen Worten:

_____

_____

Meine Vermutung für eine Unterzuckerung:

_____

_____

Wer war anwesend? Wer hat geholfen?

_____

Datum: # Uhrzeit:

bitte ankreuzen	Uhrzeit	Blutzucker-werte	Korrektur	vor nach dem Essen	
Heißhunger					
Konzentrationsschwäche					
Herzrasen					
kalter Schweiß/schwitzen					
Zittern					
Nervosität					
Übelkeit					
Müdigkeit					
Schlappheit					
Langsamkeit					
Verwirrtheit					
Kopfschmerzen					
Koordinationsprobleme					
Schwindel					
körperl. Schwäche					
Verhaltensänderung					
schlechte Laune					
aggressiv					
albern					
Angstzustände					
Sprachstörungen					
Sehstörungen					
Unruhe in der Nacht					
verschwitzte Nachtwäsche					
Alpträume					
Kribbeln wo? _____					

weitere Informationen:

Beschreibung meiner Empfindung mit meinen Worten:

_____
_____

Meine Vermutung für eine Unterzuckerung:

_____
_____

Wer war anwesend? Wer hat geholfen?

_____

Datum: # Uhrzeit:

bitte ankreuzen	Uhrzeit	Blutzucker-werte	Korrektur	vor nach dem Essen
Heißhunger				
Konzentrationsschwäche				
Herzrasen				
kalter Schweiß/schwitzen				
Zittern				
Nervosität				
Übelkeit				
Müdigkeit				
Schlappheit				
Langsamkeit				
Verwirrtheit				
Kopfschmerzen				
Koordinationsprobleme				
Schwindel				
körperl. Schwäche				
Verhaltensänderung	weitere Informationen:			
schlechte Laune				
aggressiv				
albern				
Angstzustände				
Sprachstörungen				
Sehstörungen				
Unruhe in der Nacht				
verschwitzte Nachtwäsche				
Alpträume				
Kribbeln wo? _____				

Beschreibung meiner Empfindung mit meinen Worten:

_____

_____

Meine Vermutung für eine Unterzuckerung:

_____

_____

Wer war anwesend? Wer hat geholfen?

_____

Datum:

Uhrzeit:

bitte ankreuzen	Uhrzeit	Blutzucker-werte	Korrektur	vor nach dem Essen		
Heißhunger						
Konzentrationsschwäche						
Herzrasen						
kalter Schweiß/schwitzen						
Zittern						
Nervosität						
Übelkeit						
Müdigkeit						
Schlappheit						
Langsamkeit						
Verwirrtheit						
Kopfschmerzen						
Koordinationsprobleme						
Schwindel						
körperl. Schwäche						
Verhaltensänderung						

weitere Informationen:

- schlechte Laune
- aggressiv
- albern
- Angstzustände
- Sprachstörungen
- Sehstörungen
- Unruhe in der Nacht
- verschwitzte Nachtwäsche
- Alpträume
- Kribbeln wo? _____

Beschreibung meiner Empfindung mit meinen Worten:

_____
_____
_____

Meine Vermutung für eine Unterzuckerung:

_____
_____
_____

Wer war anwesend? Wer hat geholfen?

_____

Datum: # Uhrzeit:

bitte ankreuzen	Uhrzeit	Blutzucker-werte	Korrektur	vor nach dem Essen
Heißhunger				
Konzentrationsschwäche				
Herzrasen				
kalter Schweiß/schwitzen				
Zittern				
Nervosität				
Übelkeit				
Müdigkeit				
Schlappheit				
Langsamkeit				
Verwirrtheit				
Kopfschmerzen				
Koordinationsprobleme				
Schwindel				
körperl. Schwäche				
Verhaltensänderung				
schlechte Laune				
aggressiv				
albern				
Angstzustände				
Sprachstörungen				
Sehstörungen				
Unruhe in der Nacht				
verschwitzte Nachtwäsche				
Alpträume				
Kribbeln wo? ___				

weitere Informationen:

Beschreibung meiner Empfindung mit meinen Worten:

_____

_____

_____

Meine Vermutung für eine Unterzuckerung:

_____

_____

_____

Wer war anwesend? Wer hat geholfen?

_____

Datum: # Uhrzeit:

bitte ankreuzen	Uhrzeit	Blutzucker-werte	Korrektur	vor nach dem Essen
Heißhunger				
Konzentrationsschwäche				
Herzrasen				
kalter Schweiß/schwitzen				
Zittern				
Nervosität				
Übelkeit				
Müdigkeit				
Schlappheit				
Langsamkeit				
Verwirrtheit				
Kopfschmerzen				
Koordinationsprobleme				
Schwindel				
körperl. Schwäche				
Verhaltensänderung				
schlechte Laune				
aggressiv				
albern				
Angstzustände				
Sprachstörungen				
Sehstörungen				
Unruhe in der Nacht				
verschwitzte Nachtwäsche				
Alpträume				
Kribbeln wo?				

weitere Informationen:

Beschreibung meiner Empfindung mit meinen Worten:

_____

_____

Meine Vermutung für eine Unterzuckerung:

_____

_____

Wer war anwesend? Wer hat geholfen?

_____

Datum: **Uhrzeit:**

bitte ankreuzen	Uhrzeit	Blutzucker-werte	Korrektur	vor nach dem Essen		
Heißhunger						
Konzentrationsschwäche						
Herzrasen						
kalter Schweiß/schwitzen						
Zittern						
Nervosität						
Übelkeit						
Müdigkeit						
Schlappheit						
Langsamkeit						
Verwirrtheit						
Kopfschmerzen						
Koordinationsprobleme						
Schwindel						
körperl. Schwäche						
Verhaltensänderung	weitere Informationen:					
schlechte Laune						
aggressiv						
albern						
Angstzustände						
Sprachstörungen						
Sehstörungen						
Unruhe in der Nacht						
verschwitzte Nachtwäsche						
Alpträume						
Kribbeln wo? _____						

Beschreibung meiner Empfindung mit meinen Worten:

_____

_____

Meine Vermutung für eine Unterzuckerung:

_____

_____

Wer war anwesend? Wer hat geholfen?

_____

Datum:

Uhrzeit:

	Uhrzeit	Blutzucker-werte	Korrektur	vor nach dem Essen		
bitte ankreuzen						

Heißhunger
Konzentrationsschwäche
Herzrasen
kalter Schweiß/schwitzen
Zittern
Nervosität
Übelkeit
Müdigkeit
Schlappheit
Langsamkeit
Verwirrtheit
Kopfschmerzen
Koordinationsprobleme
Schwindel
körperl. Schwäche
Verhaltensänderung
schlechte Laune
aggressiv
albern
Angstzustände
Sprachstörungen
Sehstörungen
Unruhe in der Nacht
verschwitzte Nachtwäsche
Alpträume
Kribbeln wo? _____

weitere Informationen:

Beschreibung meiner Empfindung mit meinen Worten:

_____
_____
_____

Meine Vermutung für eine Unterzuckerung:

_____
_____

Wer war anwesend? Wer hat geholfen?

_____

Datum: Uhrzeit:

bitte ankreuzen	Uhrzeit	Blutzucker-werte	Korrektur	vor nach dem Essen	
Heißhunger					
Konzentrationsschwäche					
Herzrasen					
kalter Schweiß/schwitzen					
Zittern					
Nervosität					
Übelkeit					
Müdigkeit					
Schlappheit					
Langsamkeit					
Verwirrtheit					
Kopfschmerzen					
Koordinationsprobleme					
Schwindel					
körperl. Schwäche					
Verhaltensänderung		weitere Informationen:			
schlechte Laune					
aggressiv					
albern					
Angstzustände					
Sprachstörungen					
Sehstörungen					
Unruhe in der Nacht					
verschwitzte Nachtwäsche					
Alpträume					
Kribbeln wo? ___					

Beschreibung meiner Empfindung mit meinen Worten:

_____

_____

Meine Vermutung für eine Unterzuckerung:

_____

_____

Wer war anwesend? Wer hat geholfen?

_____

Datum: # Uhrzeit:

bitte ankreuzen	Uhrzeit	Blutzucker-werte	Korrektur	vor nach dem Essen	
Heißhunger					
Konzentrationsschwäche					
Herzrasen					
kalter Schweiß/schwitzen					
Zittern					
Nervosität					
Übelkeit					
Müdigkeit					
Schlappheit					
Langsamkeit					
Verwirrtheit					
Kopfschmerzen					
Koordinationsprobleme					
Schwindel					
körperl. Schwäche					
Verhaltensänderung					
schlechte Laune					
aggressiv					
albern					
Angstzustände					
Sprachstörungen					
Sehstörungen					
Unruhe in der Nacht					
verschwitzte Nachtwäsche					
Alpträume					
Kribbeln wo?					

weitere Informationen:

Beschreibung meiner Empfindung mit meinen Worten:

_____

_____

Meine Vermutung für eine Unterzuckerung:

_____

_____

Wer war anwesend? Wer hat geholfen?

_____

Datum: Uhrzeit:

bitte ankreuzen	Uhrzeit	Blutzucker-werte	Korrektur	vor nach dem Essen		
Heißhunger						
Konzentrationsschwäche						
Herzrasen						
kalter Schweiß/schwitzen						
Zittern						
Nervosität						
Übelkeit						
Müdigkeit						
Schlappheit						
Langsamkeit						
Verwirrtheit						
Kopfschmerzen						
Koordinationsprobleme						
Schwindel						
körperl. Schwäche						

weitere Informationen:

Verhaltensänderung
schlechte Laune
aggressiv
albern
Angstzustände
Sprachstörungen
Sehstörungen
Unruhe in der Nacht
verschwitzte Nachtwäsche
Alpträume
Kribbeln wo? _____

Beschreibung meiner Empfindung mit meinen Worten:

_____

_____

Meine Vermutung für eine Unterzuckerung:

_____

_____

Wer war anwesend? Wer hat geholfen?

_____

Datum: # Uhrzeit:

bitte ankreuzen	Uhrzeit	Blutzucker-werte	Korrektur	vor nach dem Essen		
Heißhunger						
Konzentrationsschwäche						
Herzrasen						
kalter Schweiß/schwitzen						
Zittern						
Nervosität						
Übelkeit						
Müdigkeit						
Schlappheit						
Langsamkeit						
Verwirrtheit						
Kopfschmerzen						
Koordinationsprobleme						
Schwindel						
körperl. Schwäche						
Verhaltensänderung	weitere Informationen:					
schlechte Laune						
aggressiv						
albern						
Angstzustände						
Sprachstörungen						
Sehstörungen						
Unruhe in der Nacht						
verschwitzte Nachtwäsche						
Alpträume						
Kribbeln wo? ____						

Beschreibung meiner Empfindung mit meinen Worten:

_____

_____

Meine Vermutung für eine Unterzuckerung:

_____

_____

Wer war anwesend? Wer hat geholfen?

_____

Datum: Uhrzeit:

bitte ankreuzen	Uhrzeit	Blutzucker-werte	Korrektur	vor nach dem Essen
Heißhunger				
Konzentrationsschwäche				
Herzrasen				
kalter Schweiß/schwitzen				
Zittern				
Nervosität				
Übelkeit				
Müdigkeit				
Schlappheit				
Langsamkeit				
Verwirrtheit				
Kopfschmerzen				
Koordinationsprobleme				
Schwindel				
körperl. Schwäche				
Verhaltensänderung				
schlechte Laune				
aggressiv				
albern				
Angstzustände				
Sprachstörungen				
Sehstörungen				
Unruhe in der Nacht				
verschwitzte Nachtwäsche				
Alpträume				
Kribbeln wo? _____				

weitere Informationen:

Beschreibung meiner Empfindung mit meinen Worten:

_____

_____

Meine Vermutung für eine Unterzuckerung:

_____

_____

Wer war anwesend? Wer hat geholfen?

_____

Datum:

Uhrzeit:

bitte ankreuzen	Uhrzeit	Blutzucker-werte	Korrektur	vor nach dem Essen	
Heißhunger					
Konzentrationsschwäche					
Herzrasen					
kalter Schweiß/schwitzen					
Zittern					
Nervosität					
Übelkeit					
Müdigkeit					
Schlappheit					
Langsamkeit					
Verwirrtheit					
Kopfschmerzen					
Koordinationsprobleme					
Schwindel					
körperl. Schwäche					

weitere Informationen:

Verhaltensänderung
schlechte Laune
aggressiv
albern
Angstzustände
Sprachstörungen
Sehstörungen
Unruhe in der Nacht
verschwitzte Nachtwäsche
Alpträume
Kribbeln wo? _____

Beschreibung meiner Empfindung mit meinen Worten:

_____
_____
_____

Meine Vermutung für eine Unterzuckerung:

_____
_____
_____

Wer war anwesend? Wer hat geholfen?

_____

Datum: Uhrzeit:

	Uhrzeit	Blutzucker-werte	Korrektur	vor nach dem Essen		

bitte ankreuzen

- Heißhunger
- Konzentrationsschwäche
- Herzrasen
- kalter Schweiß/schwitzen
- Zittern
- Nervosität
- Übelkeit
- Müdigkeit
- Schlappheit
- Langsamkeit
- Verwirrtheit
- Kopfschmerzen
- Koordinationsprobleme
- Schwindel
- körperl. Schwäche
- Verhaltensänderung
- schlechte Laune
- aggressiv
- albern
- Angstzustände
- Sprachstörungen
- Sehstörungen
- Unruhe in der Nacht
- verschwitzte Nachtwäsche
- Alpträume
- Kribbeln wo? _____

weitere Informationen:

Beschreibung meiner Empfindung mit meinen Worten:

_____
_____

Meine Vermutung für eine Unterzuckerung:

_____
_____

Wer war anwesend? Wer hat geholfen?

_____

Datum: Uhrzeit:

bitte ankreuzen	Uhrzeit	Blutzucker-werte	Korrektur	vor nach dem Essen		
Heißhunger						
Konzentrationsschwäche						
Herzrasen						
kalter Schweiß/schwitzen						
Zittern						
Nervosität						
Übelkeit						
Müdigkeit						
Schlappheit						
Langsamkeit						
Verwirrtheit						
Kopfschmerzen						
Koordinationsprobleme						
Schwindel						
körperl. Schwäche						
Verhaltensänderung	weitere Informationen:					
schlechte Laune						
aggressiv						
albern						
Angstzustände						
Sprachstörungen						
Sehstörungen						
Unruhe in der Nacht						
verschwitzte Nachtwäsche						
Alpträume						
Kribbeln wo? _____						

Beschreibung meiner Empfindung mit meinen Worten:

_____
_____

Meine Vermutung für eine Unterzuckerung:

_____
_____

Wer war anwesend? Wer hat geholfen?

_____

Datum: # Uhrzeit:

bitte ankreuzen	Uhrzeit	Blutzucker-werte	Korrektur	vor nach dem Essen
Heißhunger				
Konzentrationsschwäche				
Herzrasen				
kalter Schweiß/schwitzen				
Zittern				
Nervosität				
Übelkeit				
Müdigkeit				
Schlappheit				
Langsamkeit				
Verwirrtheit				
Kopfschmerzen				
Koordinationsprobleme				
Schwindel				
körperl. Schwäche				
Verhaltensänderung				
schlechte Laune				
aggressiv				
albern				
Angstzustände				
Sprachstörungen				
Sehstörungen				
Unruhe in der Nacht				
verschwitzte Nachtwäsche				
Alpträume				
Kribbeln wo? _____				

weitere Informationen:

Beschreibung meiner Empfindung mit meinen Worten:

_____

_____

Meine Vermutung für eine Unterzuckerung:

_____

_____

Wer war anwesend? Wer hat geholfen?

_____

Datum: Uhrzeit:

bitte ankreuzen	Uhrzeit	Blutzucker-werte	Korrektur	vor nach dem Essen	
Heißhunger					
Konzentrationsschwäche					
Herzrasen					
kalter Schweiß/schwitzen					
Zittern					
Nervosität					
Übelkeit					
Müdigkeit					
Schlappheit					
Langsamkeit					
Verwirrtheit					
Kopfschmerzen					
Koordinationsprobleme					
Schwindel					
körperl. Schwäche					
Verhaltensänderung					
schlechte Laune					
aggressiv					
albern					
Angstzustände					
Sprachstörungen					
Sehstörungen					
Unruhe in der Nacht					
verschwitzte Nachtwäsche					
Alpträume					
Kribbeln wo? _____					

weitere Informationen:

Beschreibung meiner Empfindung mit meinen Worten:

_____

_____

Meine Vermutung für eine Unterzuckerung:

_____

_____

Wer war anwesend? Wer hat geholfen?

_____

Datum: Uhrzeit:

bitte ankreuzen	Uhrzeit	Blutzucker-werte	Korrektur	vor nach dem Essen	
Heißhunger					
Konzentrationsschwäche					
Herzrasen					
kalter Schweiß/schwitzen					
Zittern					
Nervosität					
Übelkeit					
Müdigkeit					
Schlappheit					
Langsamkeit					
Verwirrtheit					
Kopfschmerzen					
Koordinationsprobleme					
Schwindel					
körperl. Schwäche					
Verhaltensänderung	weitere Informationen:				
schlechte Laune					
aggressiv					
albern					
Angstzustände					
Sprachstörungen					
Sehstörungen					
Unruhe in der Nacht					
verschwitzte Nachtwäsche					
Alpträume					
Kribbeln wo? _____					

Beschreibung meiner Empfindung mit meinen Worten:

_____

_____

Meine Vermutung für eine Unterzuckerung:

_____

_____

Wer war anwesend? Wer hat geholfen?

Datum: Uhrzeit:

bitte ankreuzen	Uhrzeit	Blutzucker-werte	Korrektur	vor nach dem Essen	
Heißhunger					
Konzentrationsschwäche					
Herzrasen					
kalter Schweiß/schwitzen					
Zittern					
Nervosität					
Übelkeit					
Müdigkeit					
Schlappheit					
Langsamkeit					
Verwirrtheit					
Kopfschmerzen					
Koordinationsprobleme					
Schwindel					
körperl. Schwäche					
Verhaltensänderung	weitere Informationen:				
schlechte Laune					
aggressiv					
albern					
Angstzustände					
Sprachstörungen					
Sehstörungen					
Unruhe in der Nacht					
verschwitzte Nachtwäsche					
Alpträume					
Kribbeln wo?					

Beschreibung meiner Empfindung mit meinen Worten:

_____
_____

Meine Vermutung für eine Unterzuckerung:

_____
_____

Wer war anwesend? Wer hat geholfen?

_____

Datum: Uhrzeit:

bitte ankreuzen	Uhrzeit	Blutzucker-werte	Korrektur	vor nach dem Essen
Heißhunger				
Konzentrationsschwäche				
Herzrasen				
kalter Schweiß/schwitzen				
Zittern				
Nervosität				
Übelkeit				
Müdigkeit				
Schlappheit				
Langsamkeit				
Verwirrtheit				
Kopfschmerzen				
Koordinationsprobleme				
Schwindel				
körperl. Schwäche				
Verhaltensänderung	weitere Informationen:			
schlechte Laune				
aggressiv				
albern				
Angstzustände				
Sprachstörungen				
Sehstörungen				
Unruhe in der Nacht				
verschwitzte Nachtwäsche				
Alpträume				
Kribbeln wo? _____				

Beschreibung meiner Empfindung mit meinen Worten:

_____

_____

Meine Vermutung für eine Unterzuckerung:

_____

_____

Wer war anwesend? Wer hat geholfen?

_____

Datum: **Uhrzeit:**

	Uhrzeit	Blutzucker-werte	Korrektur	vor nach dem Essen		

bitte ankreuzen

- Heißhunger
- Konzentrationsschwäche
- Herzrasen
- kalter Schweiß/schwitzen
- Zittern
- Nervosität
- Übelkeit
- Müdigkeit
- Schlappheit
- Langsamkeit
- Verwirrtheit
- Kopfschmerzen
- Koordinationsprobleme
- Schwindel
- körperl. Schwäche
- Verhaltensänderung
- schlechte Laune
- aggressiv
- albern
- Angstzustände
- Sprachstörungen
- Sehstörungen
- Unruhe in der Nacht
- verschwitzte Nachtwäsche
- Alpträume
- Kribbeln wo? _____

weitere Informationen:

Beschreibung meiner Empfindung mit meinen Worten:

_____
_____
_____

Meine Vermutung für eine Unterzuckerung:

_____
_____
_____

Wer war anwesend? Wer hat geholfen?

_____

Datum: Uhrzeit:

bitte ankreuzen	Uhrzeit	Blutzucker-werte	Korrektur	vor nach dem Essen	
Heißhunger					
Konzentrationsschwäche					
Herzrasen					
kalter Schweiß/schwitzen					
Zittern					
Nervosität					
Übelkeit					
Müdigkeit					
Schlappheit					
Langsamkeit					
Verwirrtheit					
Kopfschmerzen					
Koordinationsprobleme					
Schwindel					
körperl. Schwäche					
Verhaltensänderung	weitere Informationen:				
schlechte Laune					
aggressiv					
albern					
Angstzustände					
Sprachstörungen					
Sehstörungen					
Unruhe in der Nacht					
verschwitzte Nachtwäsche					
Alpträume					
Kribbeln wo? _____					

Beschreibung meiner Empfindung mit meinen Worten:

_____

_____

_____

Meine Vermutung für eine Unterzuckerung:

_____

_____

_____

Wer war anwesend? Wer hat geholfen?

_____

Datum: Uhrzeit:

bitte ankreuzen	Uhrzeit	Blutzucker-werte	Korrektur	vor nach dem Essen
Heißhunger				
Konzentrationsschwäche				
Herzrasen				
kalter Schweiß/schwitzen				
Zittern				
Nervosität				
Übelkeit				
Müdigkeit				
Schlappheit				
Langsamkeit				
Verwirrtheit				
Kopfschmerzen				
Koordinationsprobleme				
Schwindel				
körperl. Schwäche				
Verhaltensänderung	weitere Informationen:			
schlechte Laune				
aggressiv				
albern				
Angstzustände				
Sprachstörungen				
Sehstörungen				
Unruhe in der Nacht				
verschwitzte Nachtwäsche				
Alpträume				
Kribbeln wo? _____				

Beschreibung meiner Empfindung mit meinen Worten:

_____

_____

_____

Meine Vermutung für eine Unterzuckerung:

_____

_____

_____

Wer war anwesend? Wer hat geholfen?

_____

Datum: Uhrzeit:

	Uhrzeit	Blutzucker-werte	Korrektur	vor nach dem Essen	

bitte ankreuzen

- Heißhunger
- Konzentrationsschwäche
- Herzrasen
- kalter Schweiß/schwitzen
- Zittern
- Nervosität
- Übelkeit
- Müdigkeit
- Schlappheit
- Langsamkeit
- Verwirrtheit
- Kopfschmerzen
- Koordinationsprobleme
- Schwindel
- körperl. Schwäche
- Verhaltensänderung
- schlechte Laune
- aggressiv
- albern
- Angstzustände
- Sprachstörungen
- Sehstörungen
- Unruhe in der Nacht
- verschwitzte Nachtwäsche
- Alpträume
- Kribbeln wo? _____

weitere Informationen:

Beschreibung meiner Empfindung mit meinen Worten:

_____

_____

Meine Vermutung für eine Unterzuckerung:

_____

_____

Wer war anwesend? Wer hat geholfen?

_____

Datum: Uhrzeit:

bitte ankreuzen	Uhrzeit	Blutzucker-werte	Korrektur	vor nach dem Essen	
Heißhunger					
Konzentrationsschwäche					
Herzrasen					
kalter Schweiß/schwitzen					
Zittern					
Nervosität					
Übelkeit					
Müdigkeit					
Schlappheit					
Langsamkeit					
Verwirrtheit					
Kopfschmerzen					
Koordinationsprobleme					
Schwindel					
körperl. Schwäche					
Verhaltensänderung	weitere Informationen:				
schlechte Laune					
aggressiv					
albern					
Angstzustände					
Sprachstörungen					
Sehstörungen					
Unruhe in der Nacht					
verschwitzte Nachtwäsche					
Alpträume					
Kribbeln wo? _____					

Beschreibung meiner Empfindung mit meinen Worten:

_____

_____

Meine Vermutung für eine Unterzuckerung:

_____

_____

Wer war anwesend? Wer hat geholfen?

_____

Datum: # Uhrzeit:

bitte ankreuzen	Uhrzeit	Blutzucker-werte	Korrektur	vor nach dem Essen	
Heißhunger					
Konzentrationsschwäche					
Herzrasen					
kalter Schweiß/schwitzen					
Zittern					
Nervosität					
Übelkeit					
Müdigkeit					
Schlappheit					
Langsamkeit					
Verwirrtheit					
Kopfschmerzen					
Koordinationsprobleme					
Schwindel					
körperl. Schwäche					
Verhaltensänderung	weitere Informationen:				
schlechte Laune					
aggressiv					
albern					
Angstzustände					
Sprachstörungen					
Sehstörungen					
Unruhe in der Nacht					
verschwitzte Nachtwäsche					
Alpträume					
Kribbeln wo? _____					

Beschreibung meiner Empfindung mit meinen Worten:

_____

_____

Meine Vermutung für eine Unterzuckerung:

_____

_____

Wer war anwesend? Wer hat geholfen?

_____

Datum: # Uhrzeit:

bitte ankreuzen	Uhrzeit	Blutzucker-werte	Korrektur	vor nach dem Essen
Heißhunger				
Konzentrationsschwäche				
Herzrasen				
kalter Schweiß/schwitzen				
Zittern				
Nervosität				
Übelkeit				
Müdigkeit				
Schlappheit				
Langsamkeit				
Verwirrtheit				
Kopfschmerzen				
Koordinationsprobleme				
Schwindel				
körperl. Schwäche				
Verhaltensänderung				
schlechte Laune				
aggressiv				
albern				
Angstzustände				
Sprachstörungen				
Sehstörungen				
Unruhe in der Nacht				
verschwitzte Nachtwäsche				
Alpträume				
Kribbeln wo?				

weitere Informationen:

Beschreibung meiner Empfindung mit meinen Worten:

_____

_____

Meine Vermutung für eine Unterzuckerung:

_____

_____

Wer war anwesend? Wer hat geholfen?

_____

Datum: **Uhrzeit:**

bitte ankreuzen	Uhrzeit	Blutzucker-werte	Korrektur	vor nach dem Essen	
Heißhunger					
Konzentrationsschwäche					
Herzrasen					
kalter Schweiß/schwitzen					
Zittern					
Nervosität					
Übelkeit					
Müdigkeit					
Schlappheit					
Langsamkeit					
Verwirrtheit					
Kopfschmerzen					
Koordinationsprobleme					
Schwindel					
körperl. Schwäche					
Verhaltensänderung					
schlechte Laune					
aggressiv					
albern					
Angstzustände					
Sprachstörungen					
Sehstörungen					
Unruhe in der Nacht					
verschwitzte Nachtwäsche					
Alpträume					
Kribbeln wo? _____					

weitere Informationen:

Beschreibung meiner Empfindung mit meinen Worten:

_____
_____
_____

Meine Vermutung für eine Unterzuckerung:

_____
_____
_____

Wer war anwesend? Wer hat geholfen?

_____